Je voulais vous dire que:

___
___
___
___
___
___
___
___
___
___
___

C'est posséder un trésor que de jouir d'une santé parfaite.

Proverbe oriental

Infirmier

Kinés

Brancardier

Aide soignante

Interne

Femme de ménage

Professeur

SAGE-FEMME

Des hommes, des femmes dévoués

Alors Merci

Mille fois

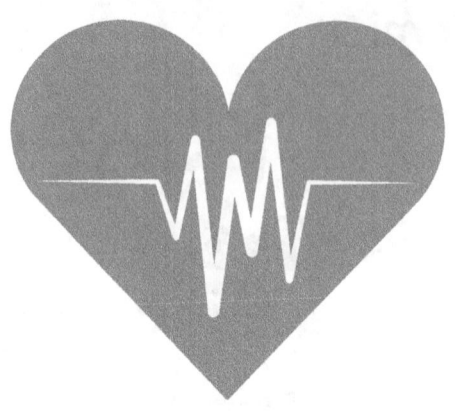

Ce carnet est offert par:

_____

C'est posséder un trésor que de jouir d'une santé parfaite.

Proverbe oriental

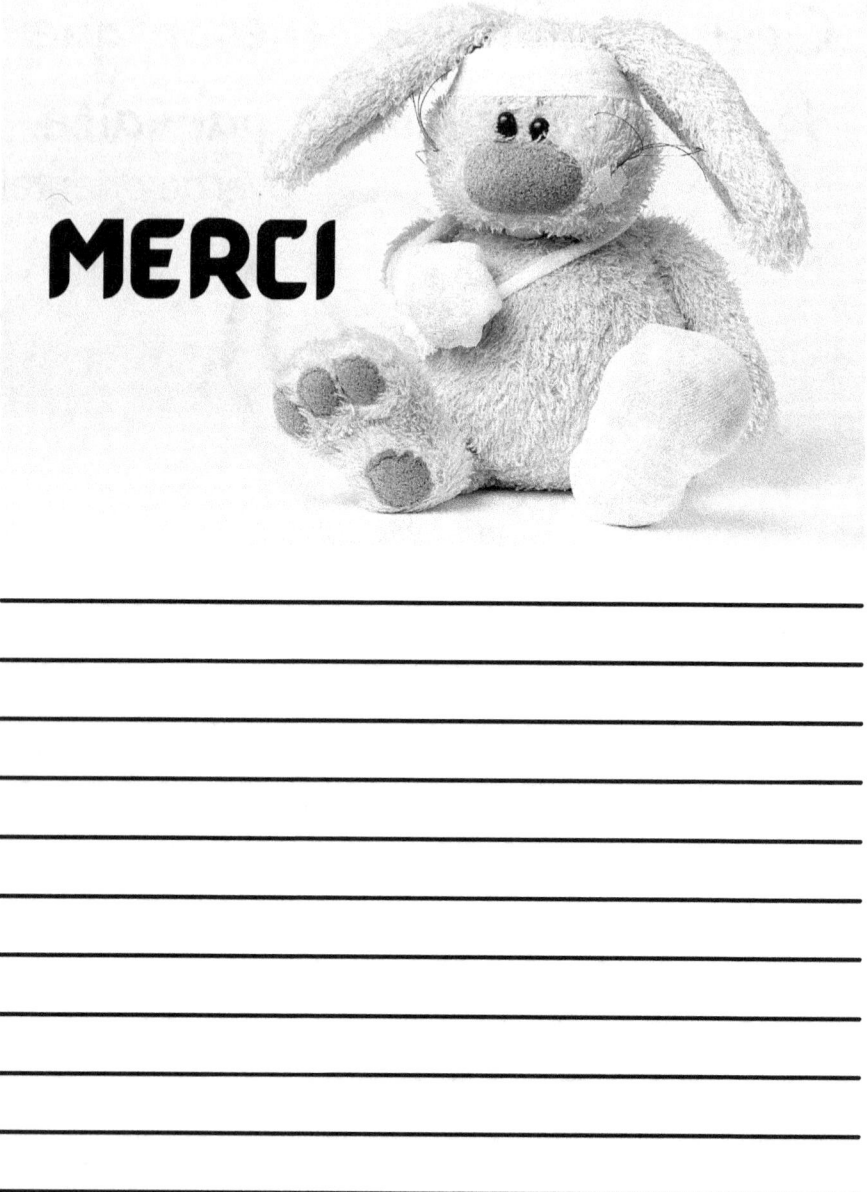

MERCI

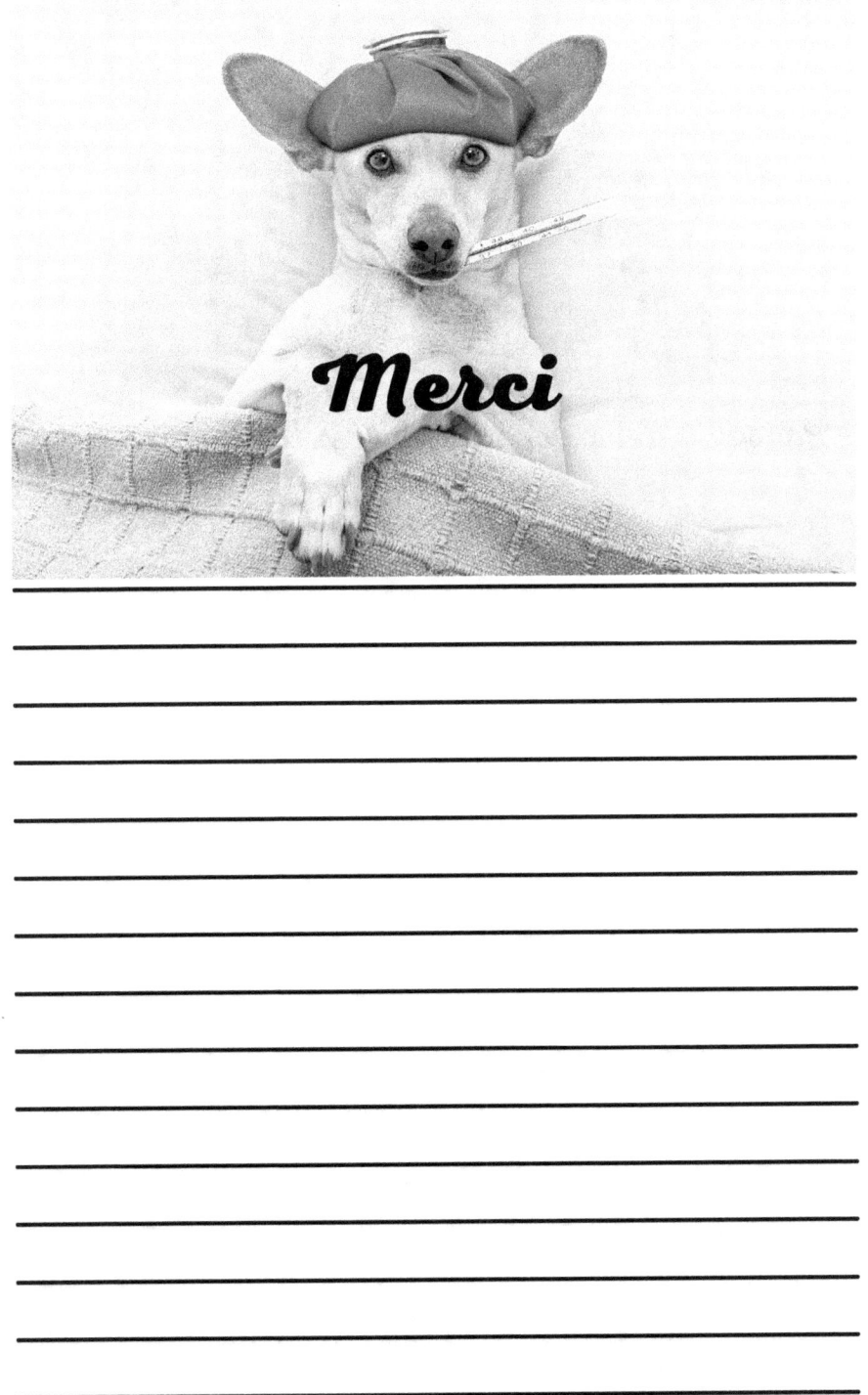

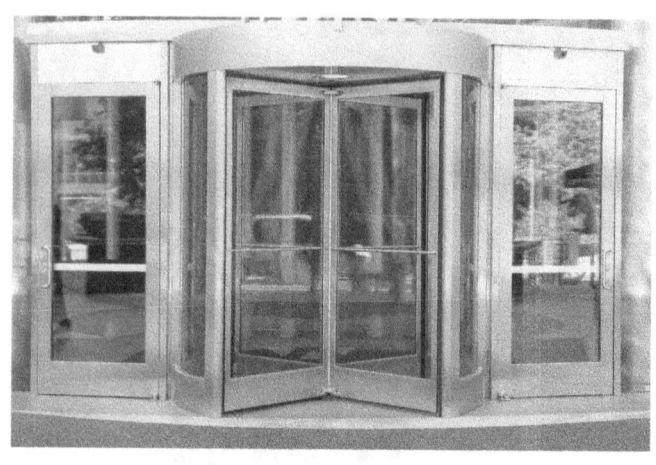

Passez à deux dans les portes tournantes à tambour   La vie en rose

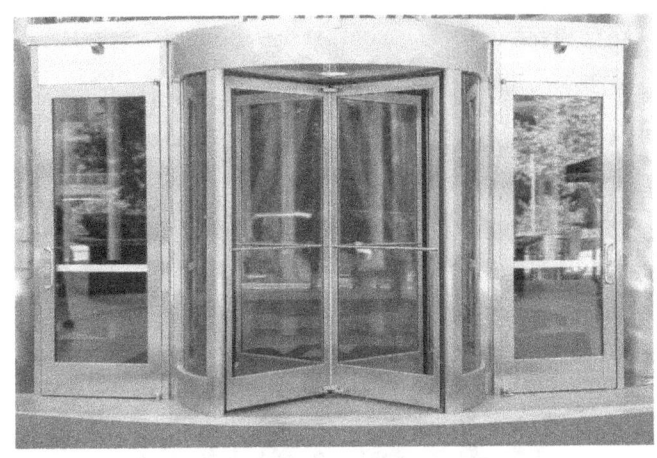

Passez à deux dans les portes tournantes à tambour La vie en rose

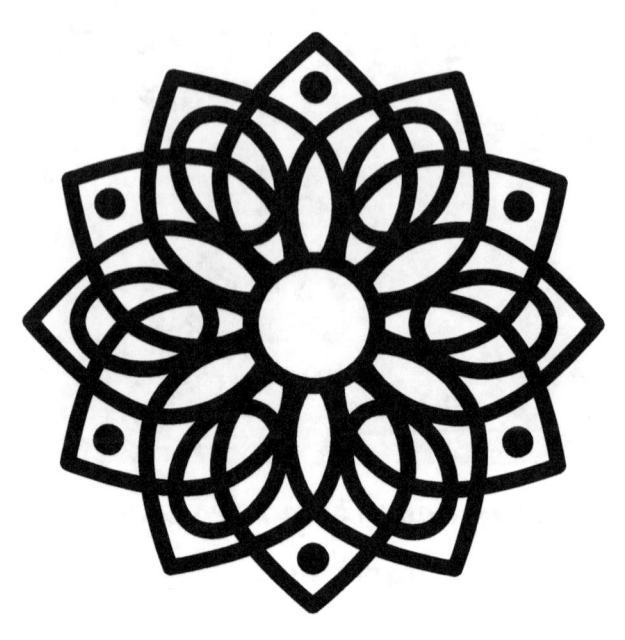

La vie est plus joyeuse quand on la traverse avec un chien

La vie est plus joyeuse quand on la traverse avec un chien

Et plus mystérieuse quand c'est avec un chat

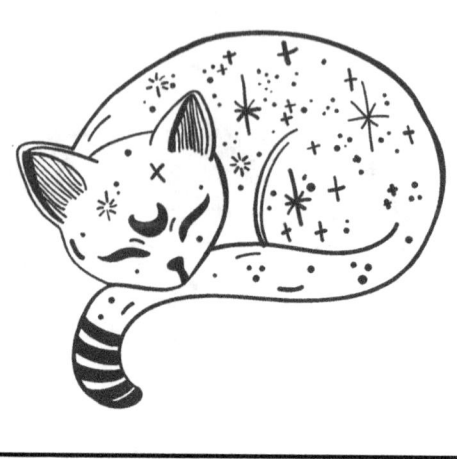

Et plus mystérieuse quand c'est avec un chat

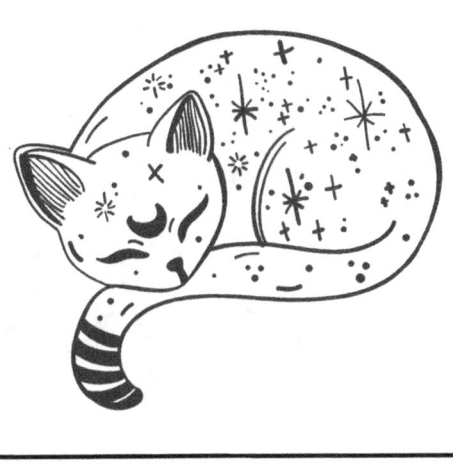

Mais si c'est avec un éléphant alors là, je ne sais pas....

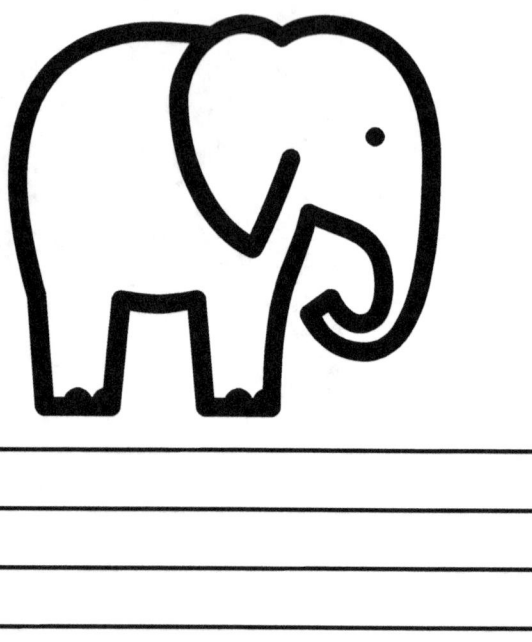

Mais si c'est avec un éléphant alors là, je ne sais pas....

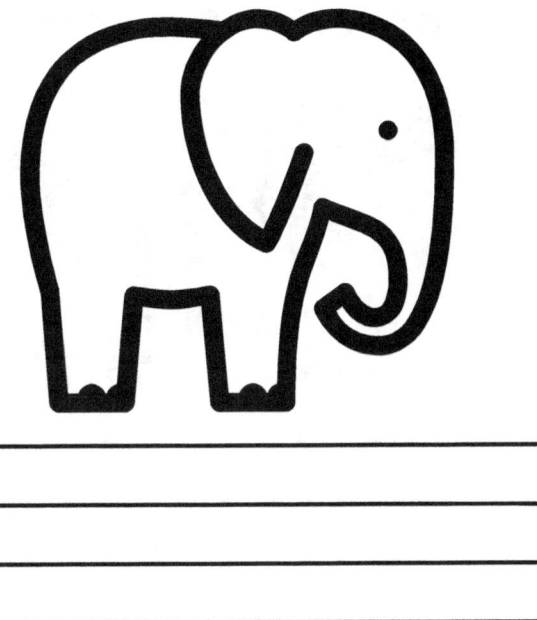

_____
_____
_____
_____
_____
_____
_____
_____
_____
_____
_____
_____
_____

L'Aigle, Concentration et Conscience Spirituelle

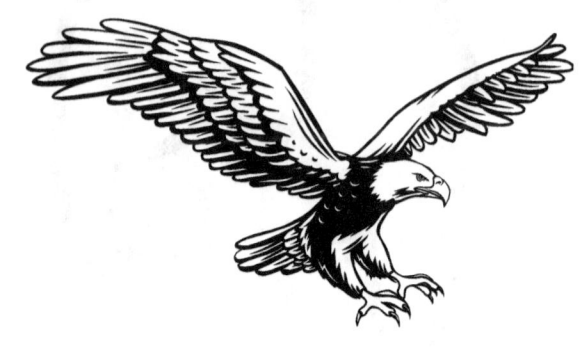

L'Aigle, Concentration et Conscience Spirituelle

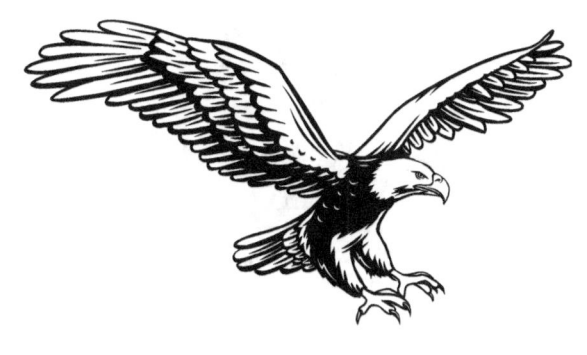

Faites pousser des fleurs chez vous.

La vie en rose

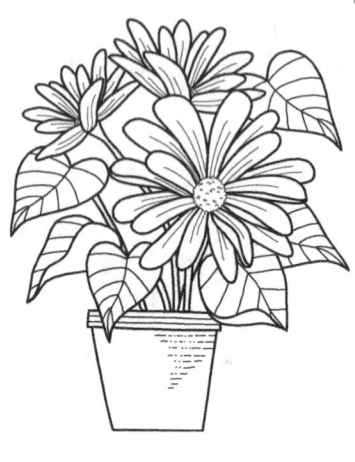

Faites pousser des fleurs chez vous.

La vie en rose

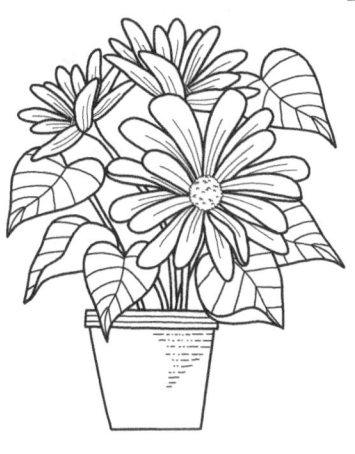

___

Le meilleur remède c'est le Thé:
Thé-couter
Thé-stimer
Thé-veiller

Thé-merveiller T'Aimer

Mais la journée commence toujours par un bon café

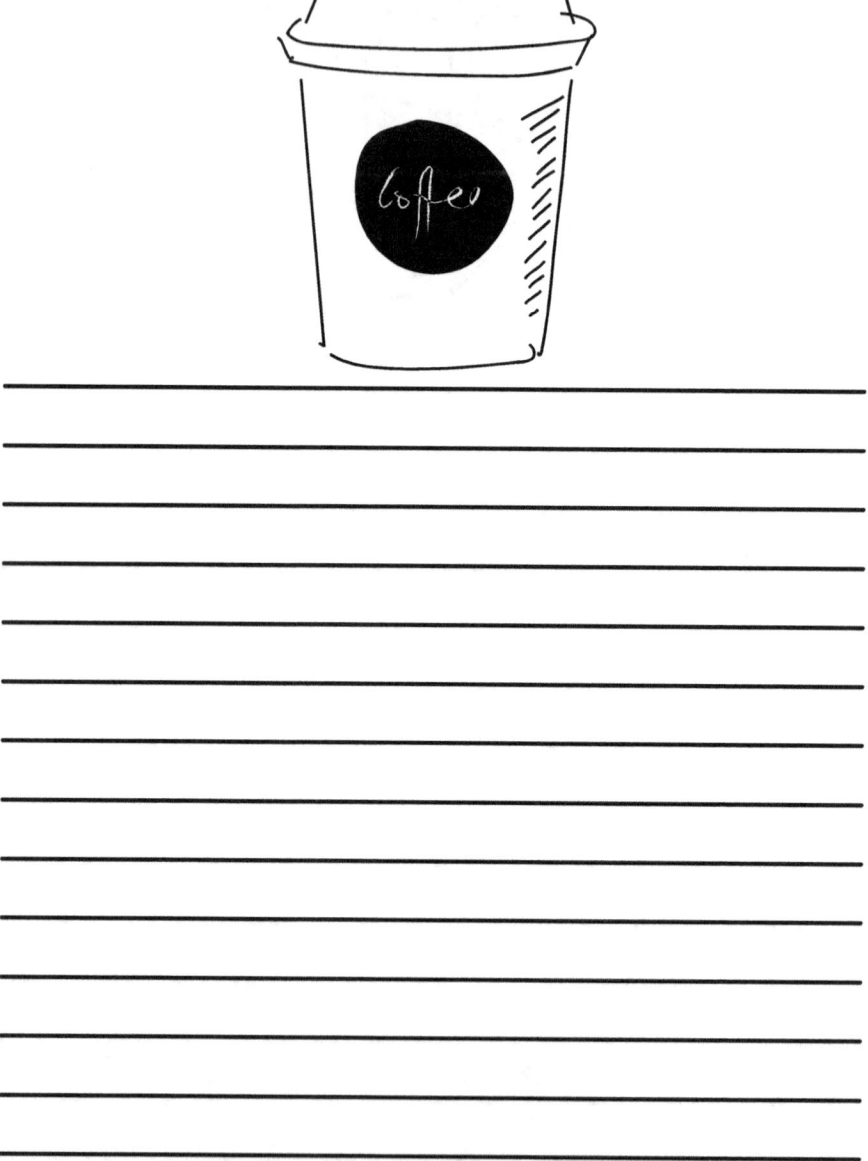

Mais la journée commence toujours par un bon café

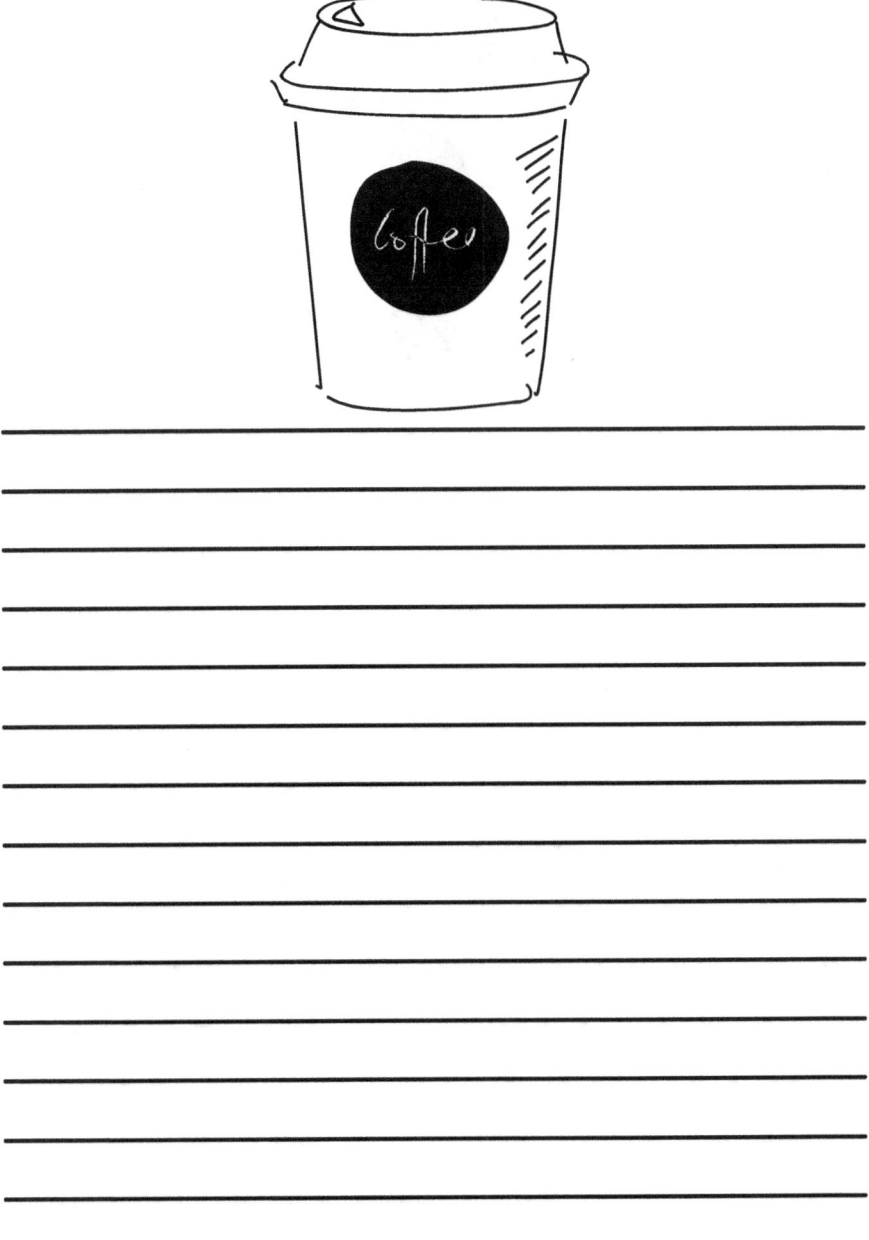

Si tu ne sais pas demande

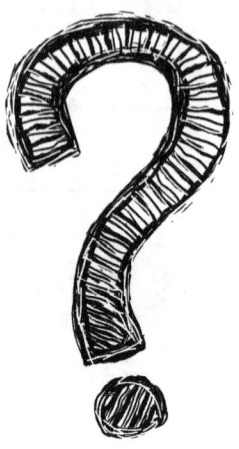

mais si tu sais, partage

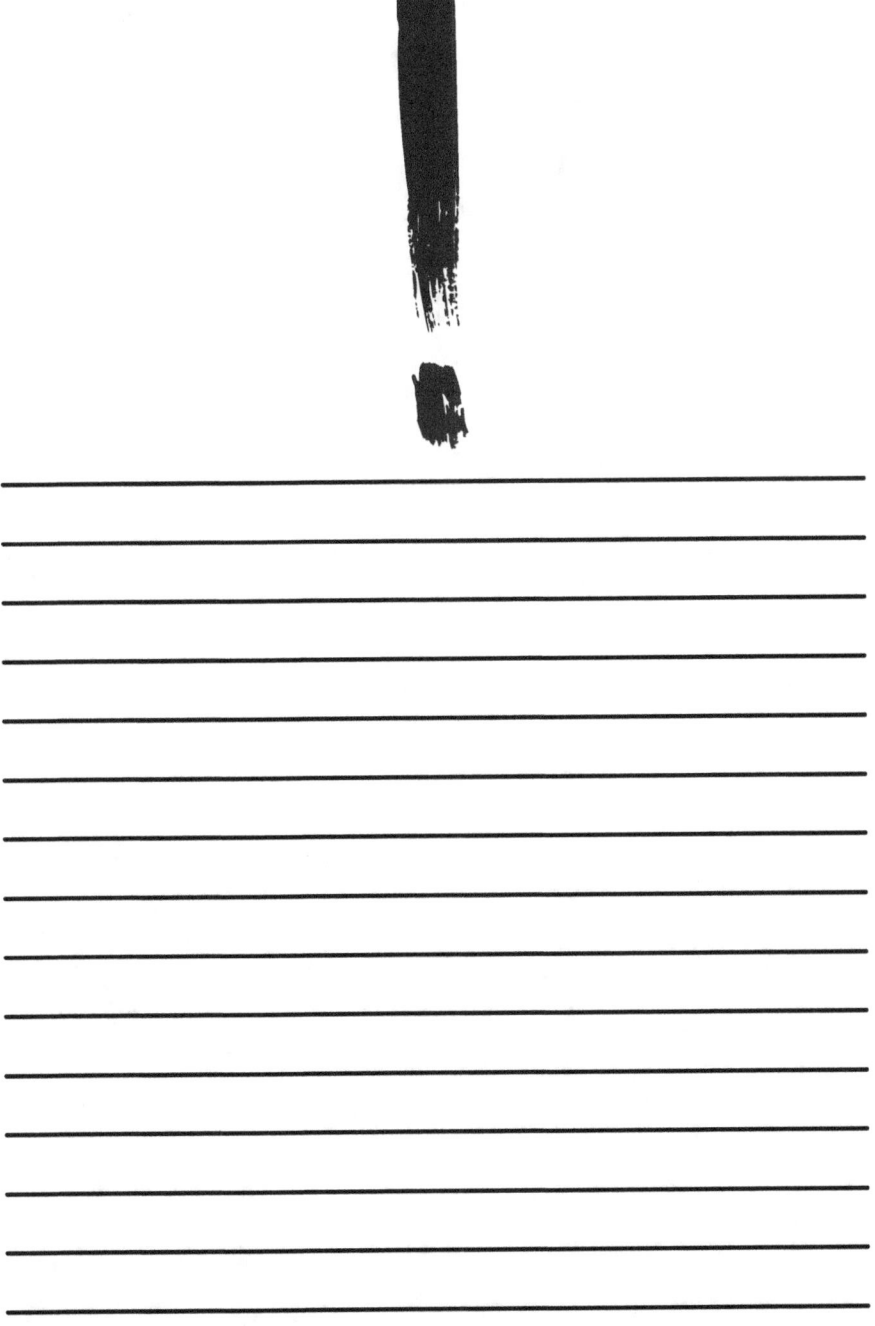

Achetez des Malabars. Faites de belles bulles.

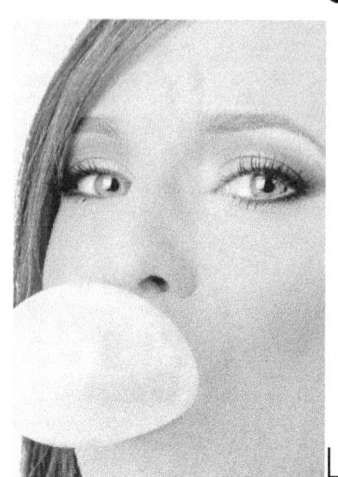

La vie en rose

Achetez des Malabars. Faites de belles bulles.

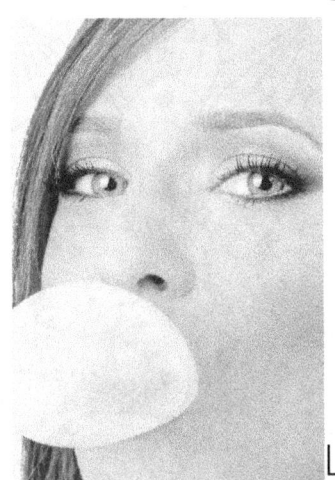

La vie en rose

Rêvez
Comme si vous n'aviez rien à perdre

Rêvez
Comme si vous n'aviez rien à perdre

Croyez
Comme si tout était possible

Croyez
Comme si tout était possible

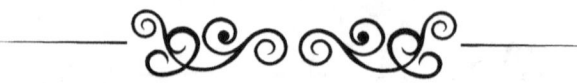

Vivez
Comme s'il n'y avait qu'aujourd'hui

Vivez
Comme s'il n'y avait qu'aujourd'hui

Aimez
Comme si votre cœur ne connaissait pas de limites

_____
_____
_____
_____
_____
_____
_____
_____
_____
_____
_____
_____
_____
_____
_____

Aimez
Comme si votre cœur ne connaissait pas de limites

___
___
___
___
___
___
___
___
___
___
___
___

C'est quand on a raison qu'il est difficile de prouver qu'on n'a pas tort.

Pierre Dac

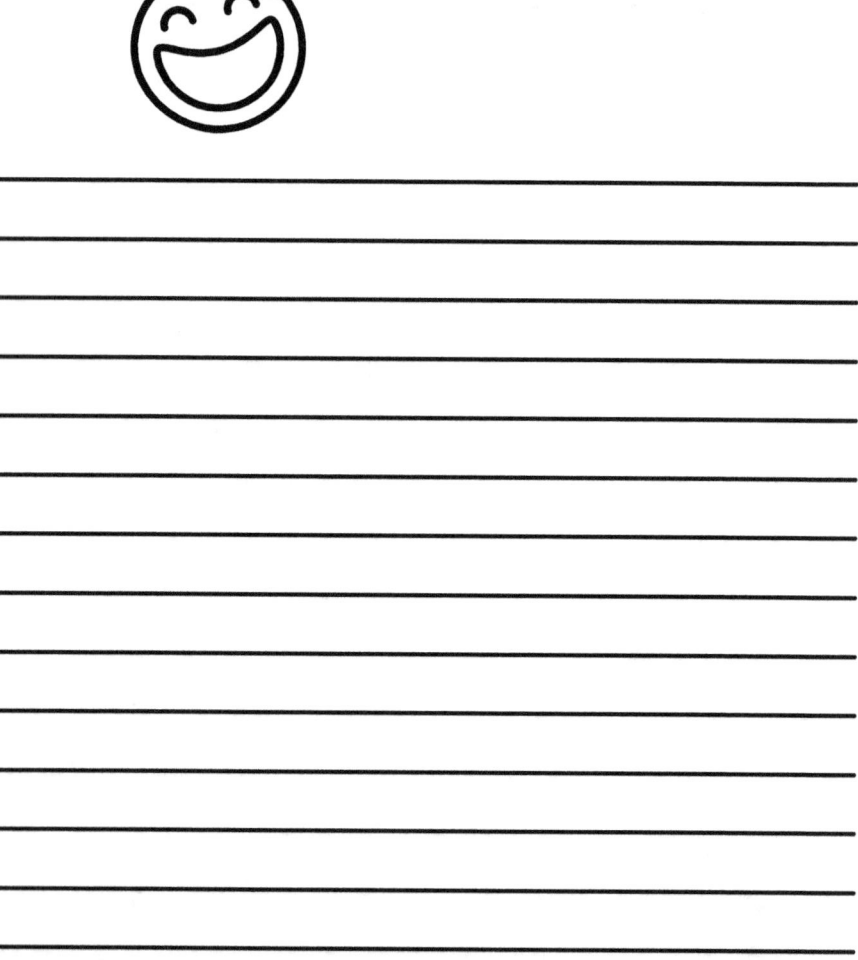

C'est quand on a raison qu'il est difficile de prouver qu'on n'a pas tort.

Pierre Dac

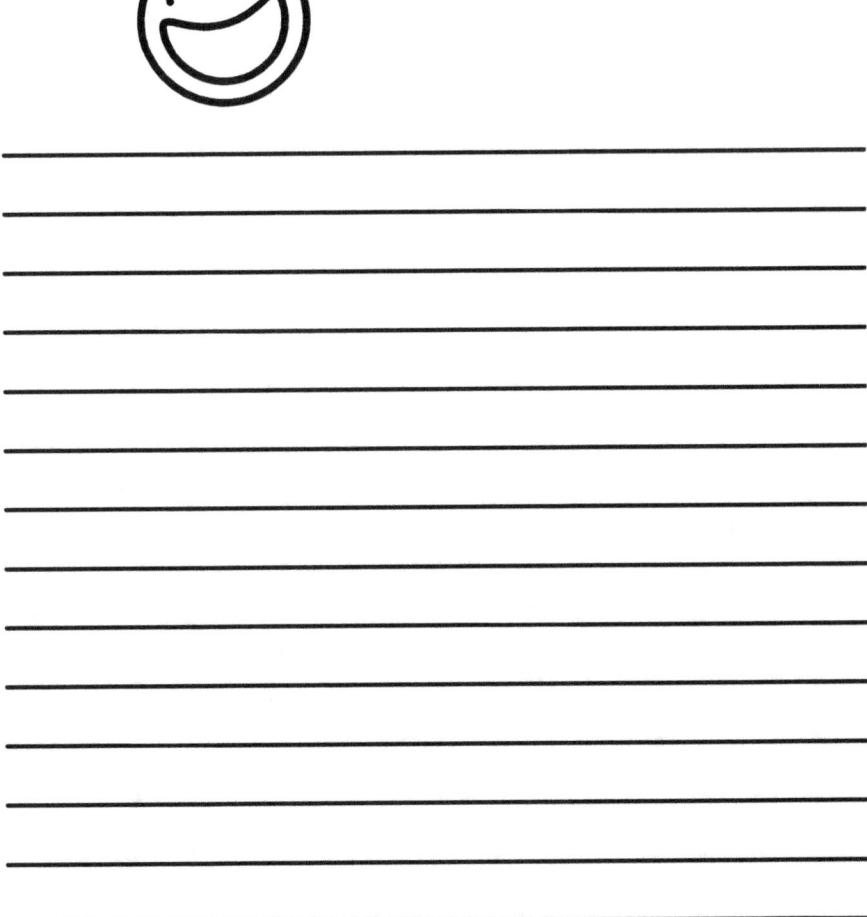

Entre possible et impossible,
deux lettres et un état d'esprit

Charles De Gaulle

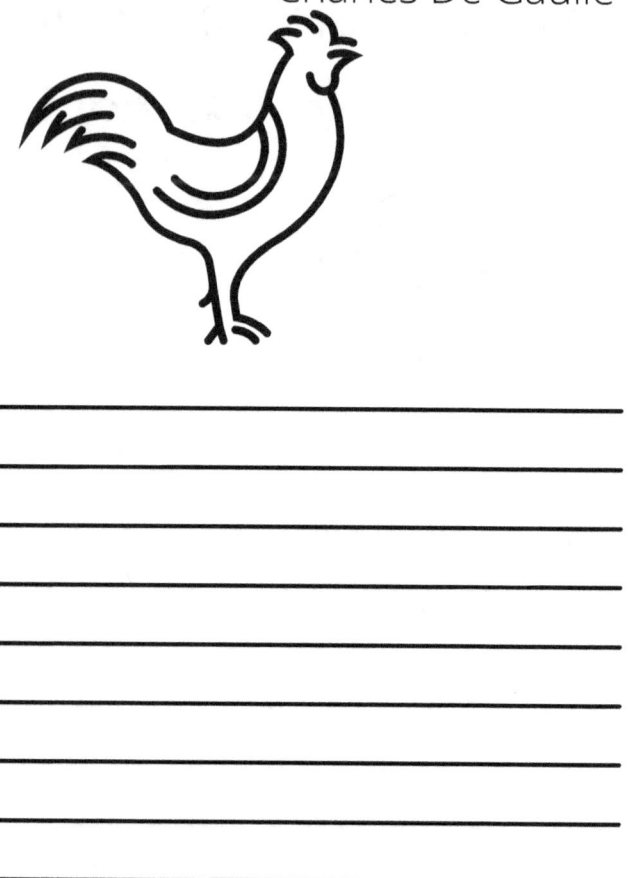

Entre possible et impossible, deux lettres et un état d'esprit

Charles De Gaulle

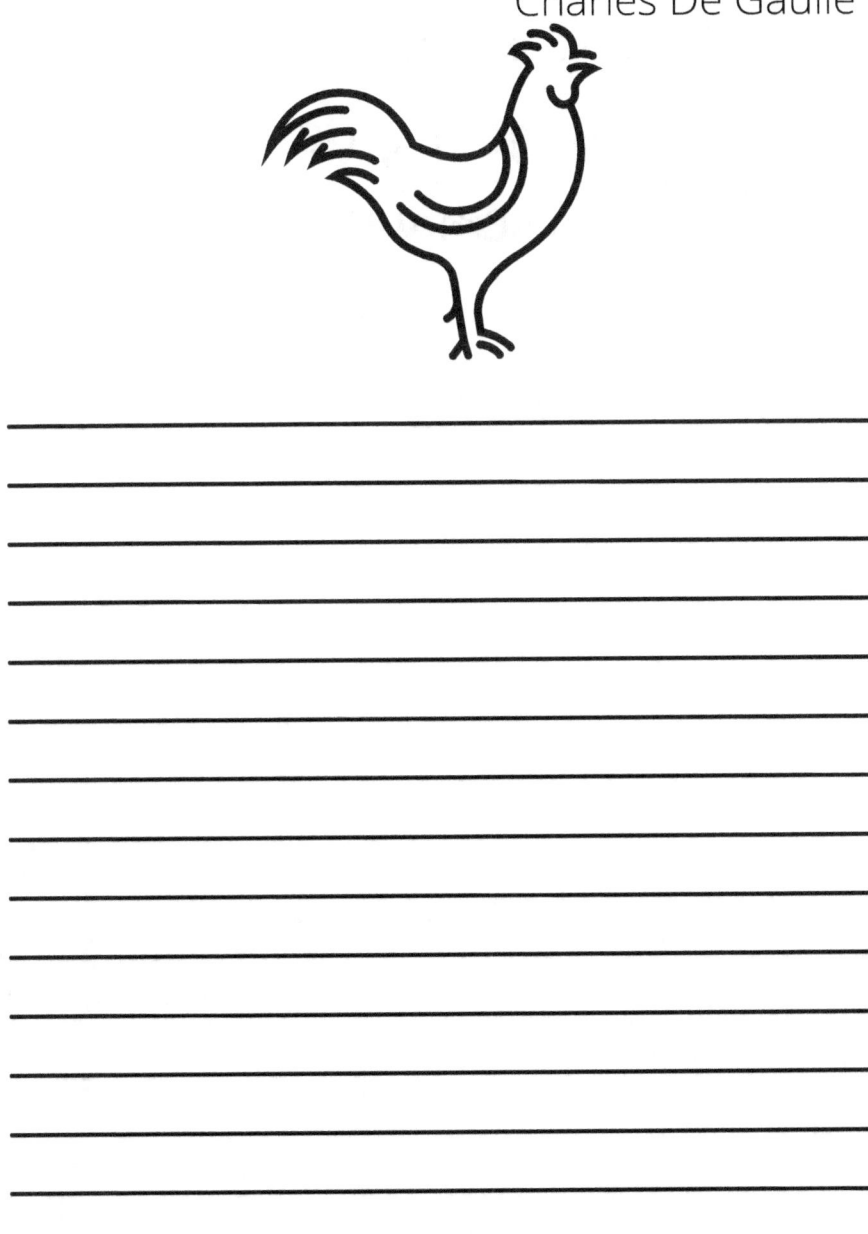

On peut rire de tout mais pas en mangeant de la semoule

"On peut rire de tout mais pas en mangeant de la semoule"

Sourire
Courbe qui peut rectifier beaucoup de choses

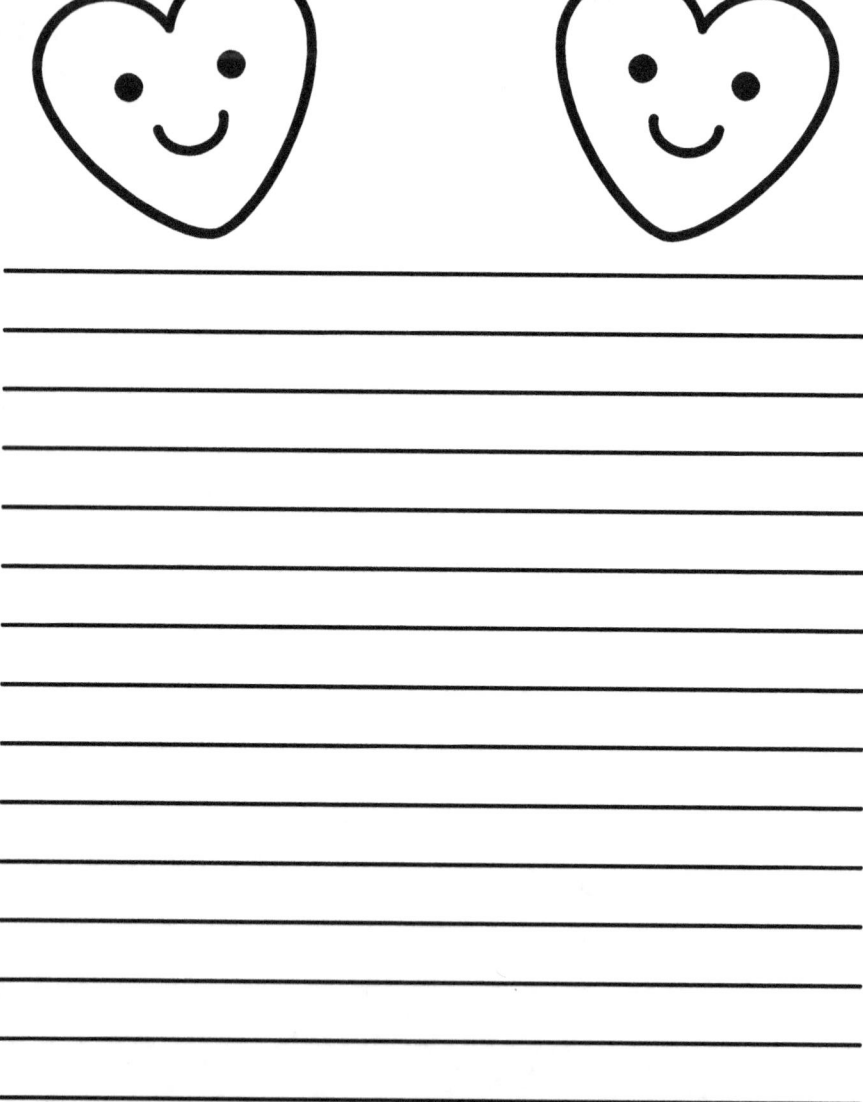

Sourire
Courbe qui peut rectifier beaucoup de choses

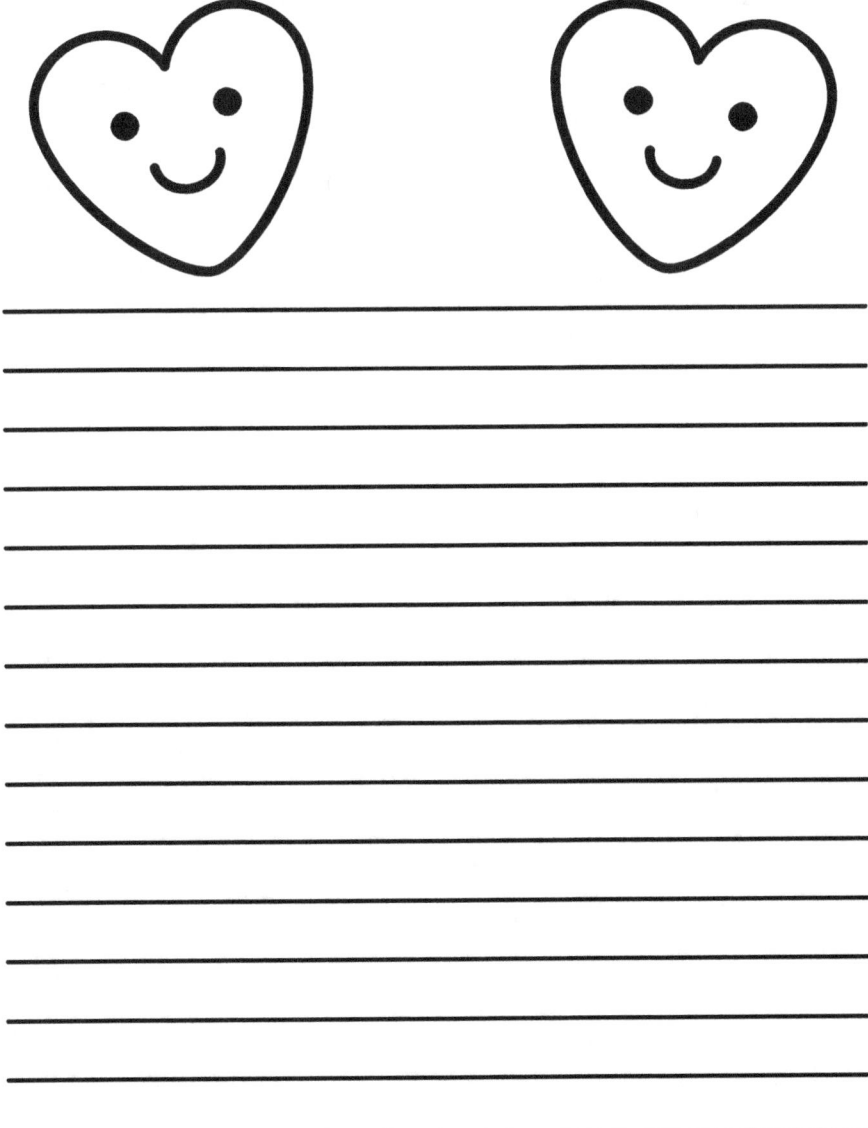

Il ne faut pas seulement obtenir la victoire il faut également qu'elle soit belle.

— Unai Emery

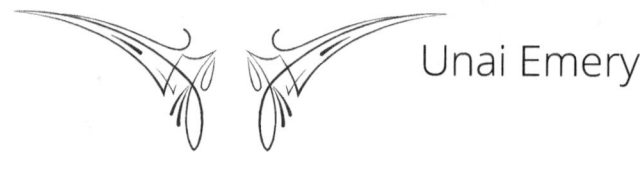

Il ne faut pas seulement obtenir la victoire il faut également qu'elle soit belle.

— Unai Emery

Les meilleures vitamines sont:
Amour
Bisous
Calins

Les meilleures vitamines sont:
Amour
Bisous
Calins

Ne vous privez pas de bâiller. Lentement. En ouvrant grand la bouche et en vous étirant bien fort.

La vie en rose

Ne vous privez pas de bâiller. Lentement. En ouvrant grand la bouche et en vous étirant bien fort.

La vie en rose

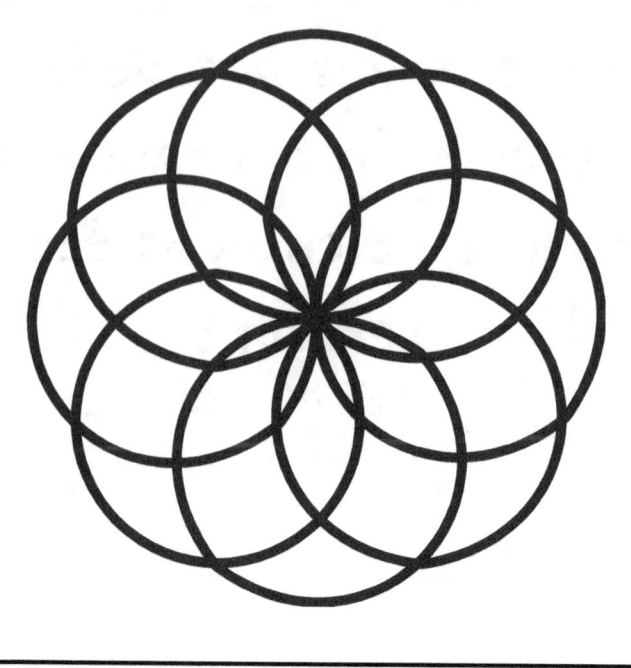

Relisez les premières lettres d'amour que vous avez reçues.

La vie en rose

Relisez les premières lettres d'amour que vous avez reçues.

La vie en rose

L'ouverture d'esprit n'est pas une fracture du crâne.

L'ouverture d'esprit n'est pas une fracture du crâne.

La grenouille en sait plus sur la pluie que l'almanach.

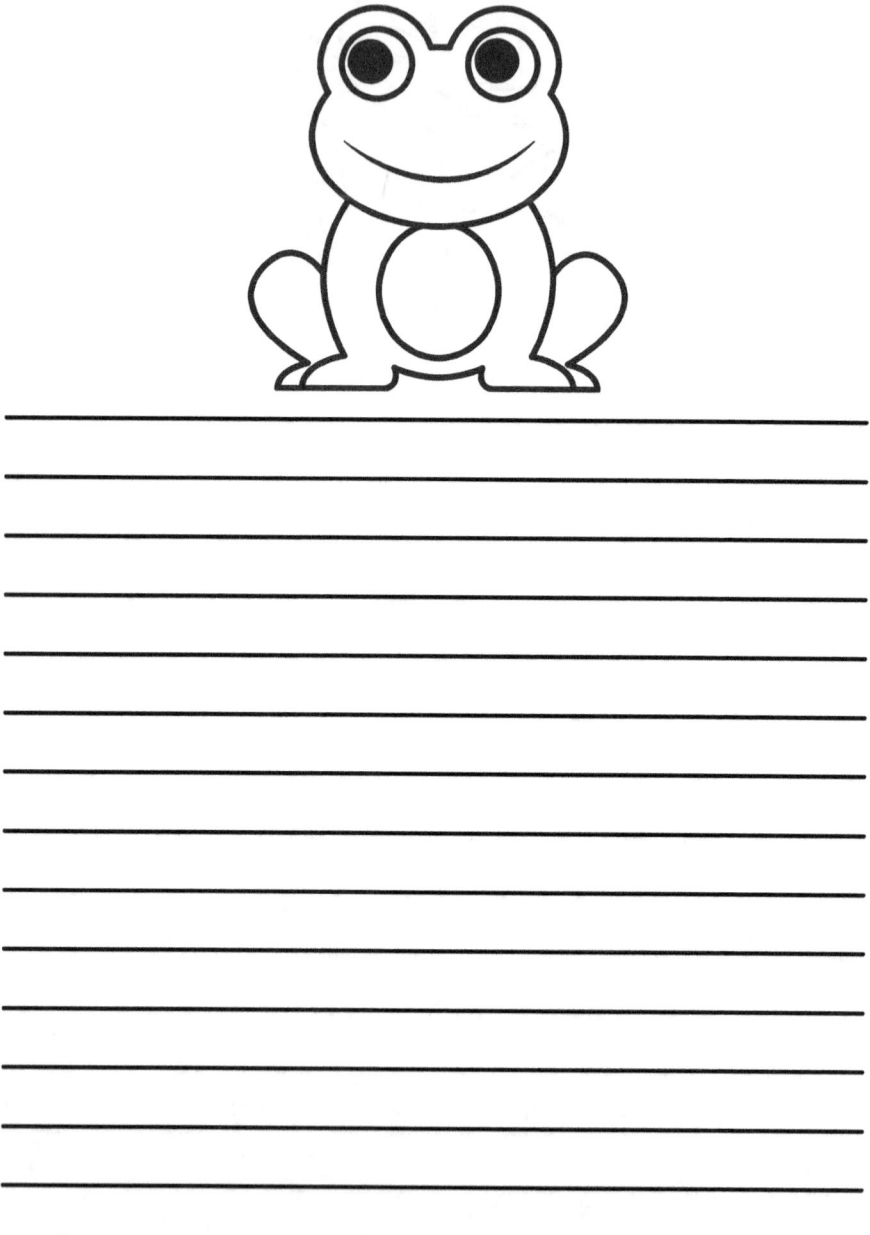

La grenouille en sait plus sur la pluie que l'almanach.

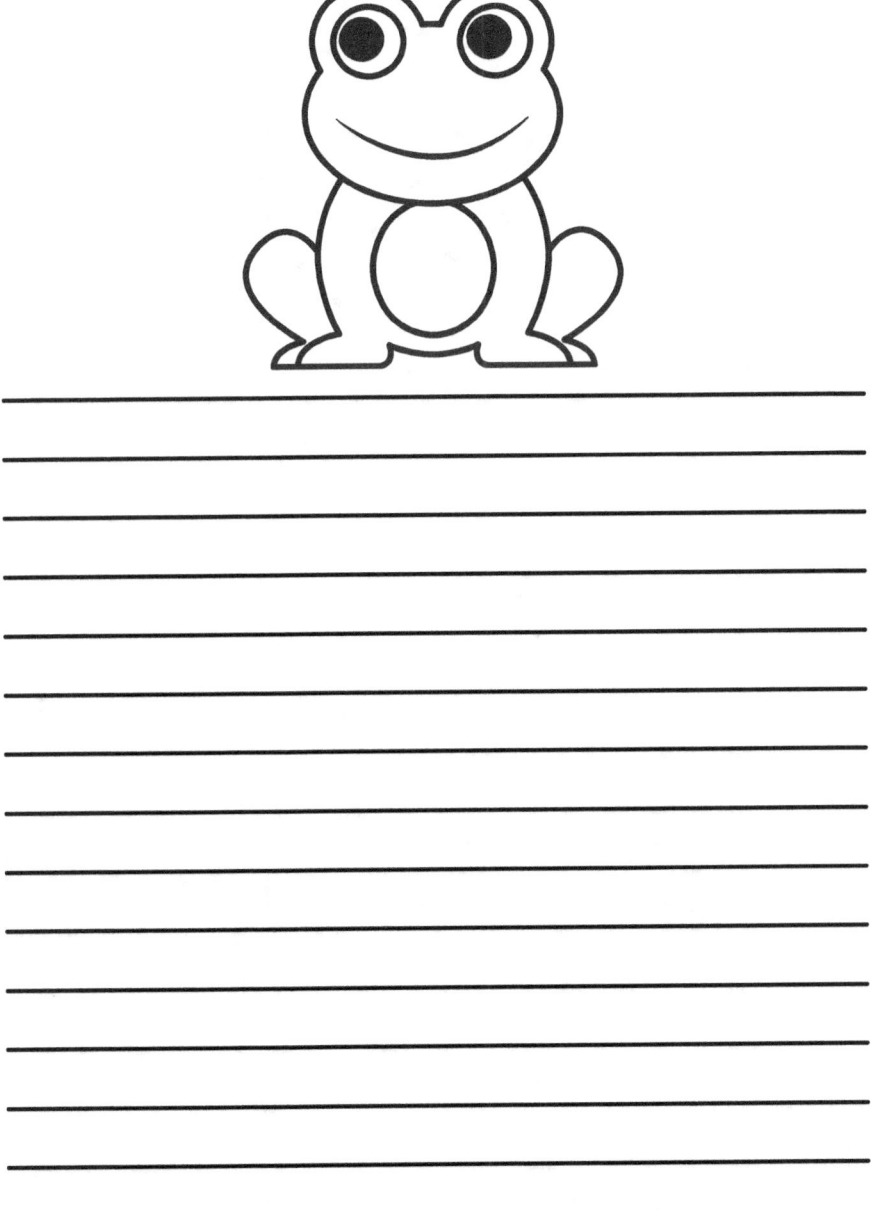

Agir dissipe la peur. Passez à l'action, vous ne serez jamais prêt à 100 %.

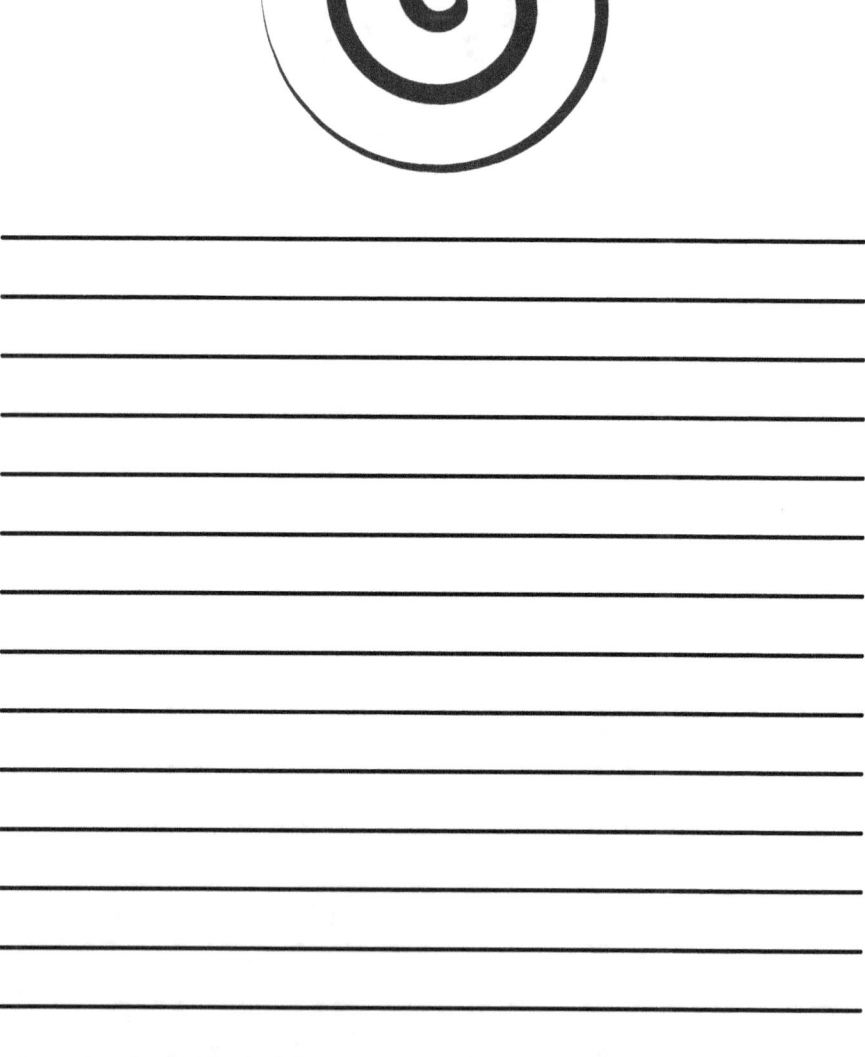

— La vie en rose

Agir dissipe la peur. Passez à l'action, vous ne serez jamais prêt à 100 %.

La vie en rose

On dit que les fées exaucent 3 vœux. Demandez-en un quatrième, ça marche souvent

La vie en rose

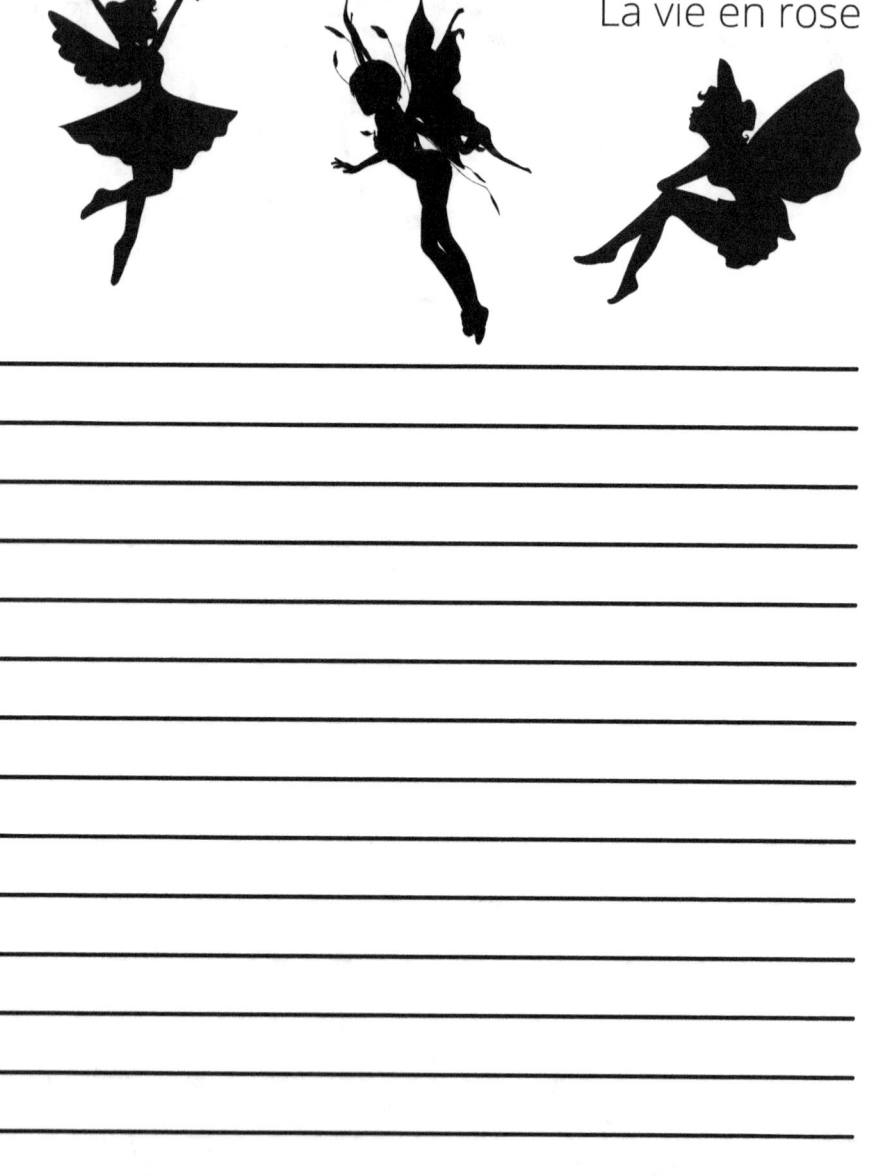

On dit que les fées exaucent 3 vœux. Demandez-en un quatrième, ça marche souvent

La vie en rose

Si vous ne pouvez exceller par le talent, triompher par l'effort.

Dave Weinbaum

Si vous ne pouvez exceller par le talent, triompher par l'effort.

Dave Weinbaum

Que fait un chat qui va à la salle de sport?

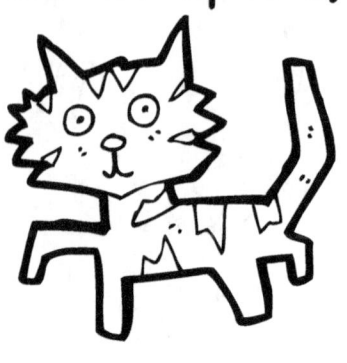

___
___
___
___
___
___
___
___
___
___
___
___
___
___

Des abdominous!

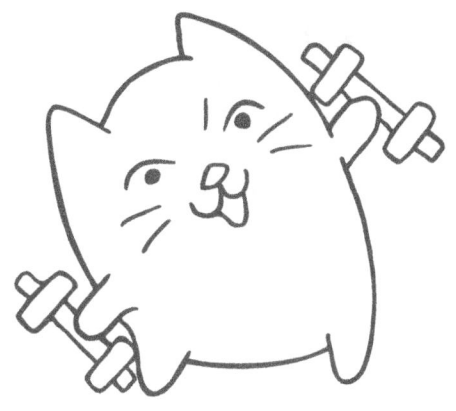

Respiration:
Vous inspirez la Confiance
Vous expirez la peur

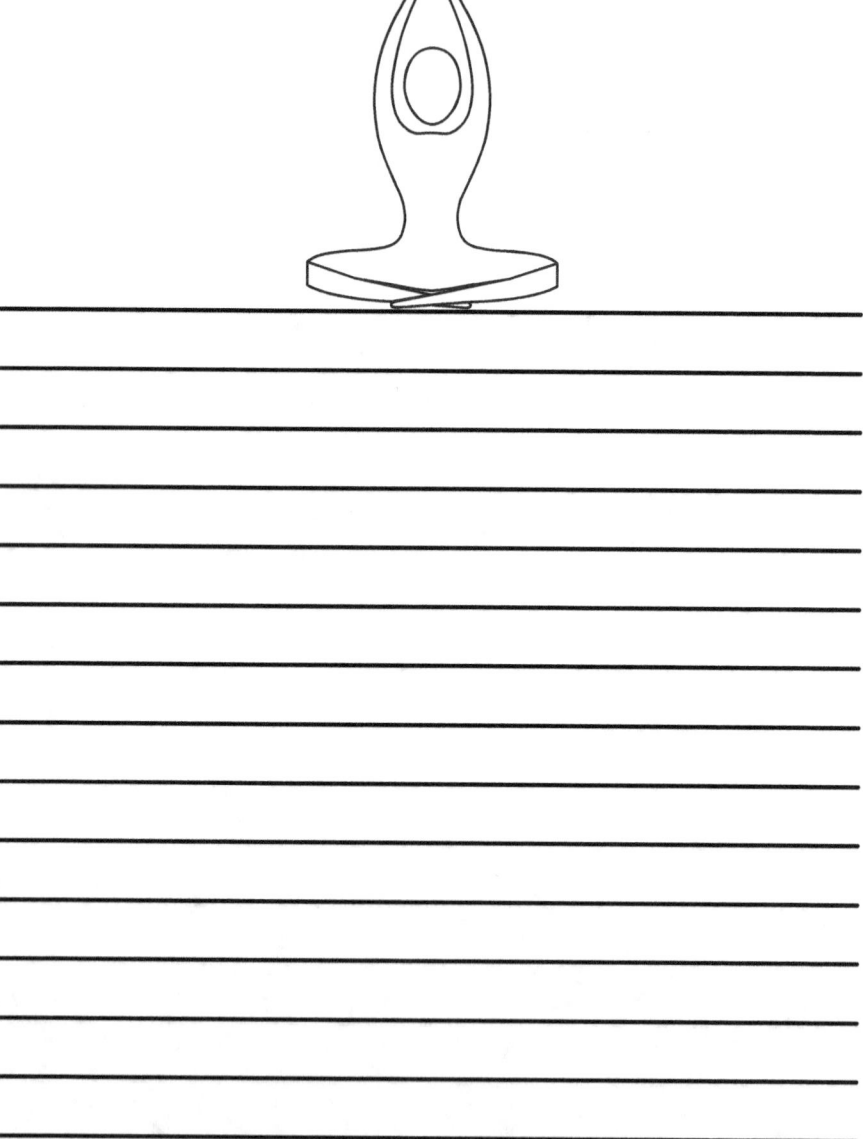

Respiration:
Vous inspirez la Confiance
Vous expirez la peur

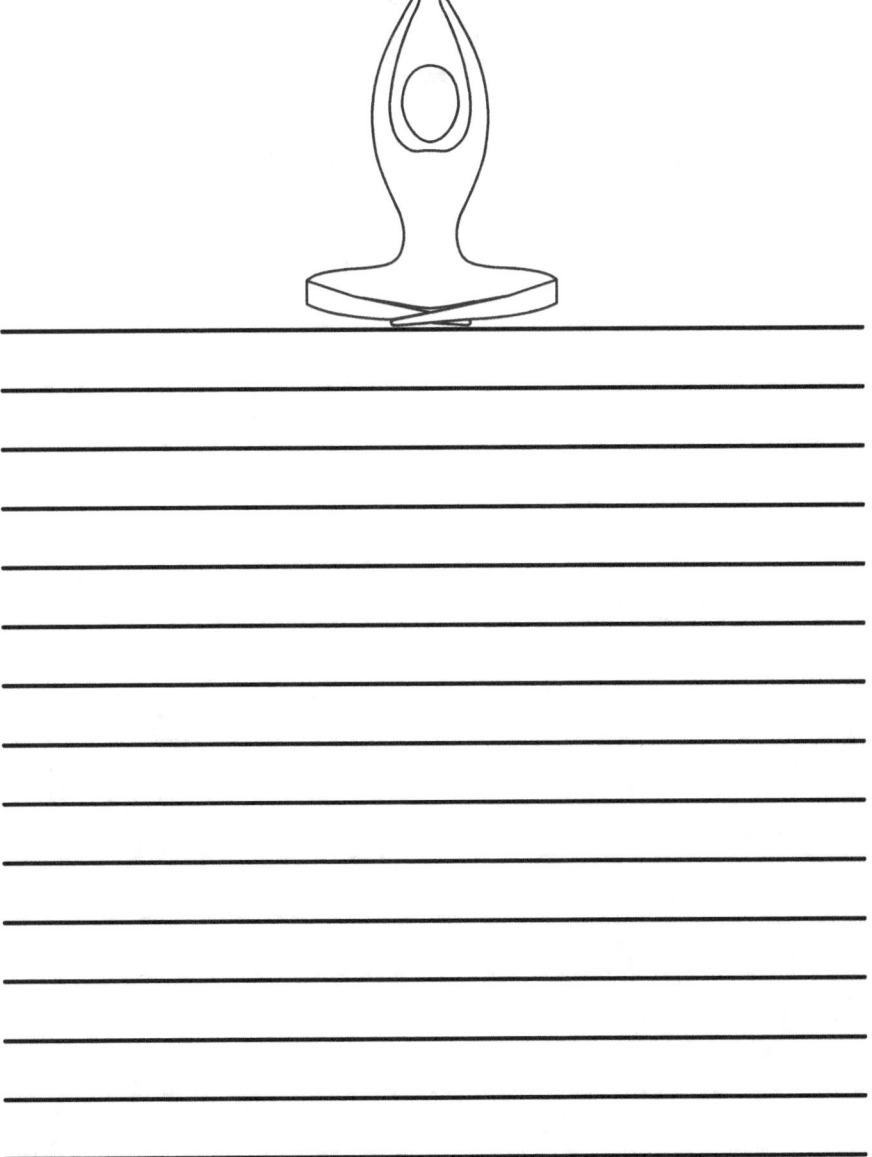

_____
_____
_____
_____
_____
_____
_____
_____
_____
_____
_____
_____
_____
_____

Se convaincre que tu en es capable, c'est déjà la moitié du chemin.

Se convaincre que tu en es capable, c'est déjà la moitié du chemin.

Les grands embrasements naissent de petites étincelles.

Cardinal de Richelieu

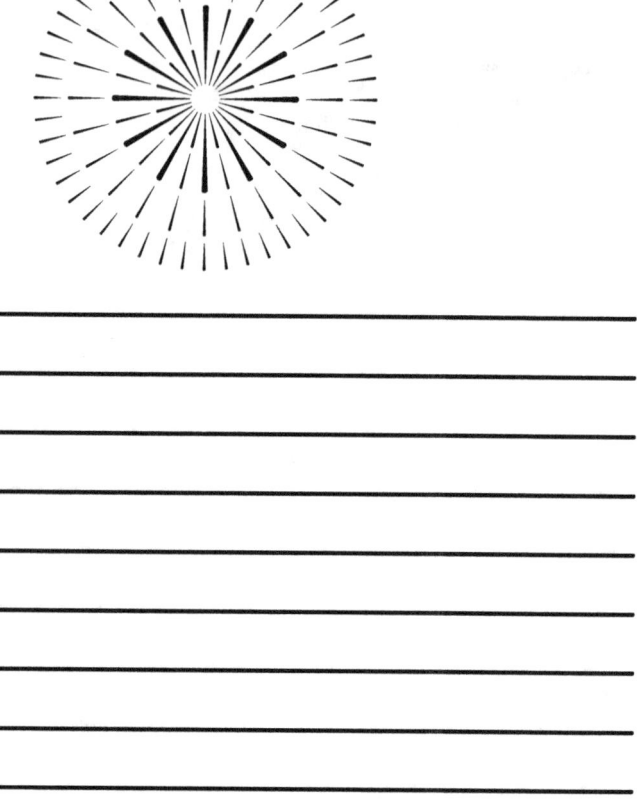

Les grands embrasements naissent de petites étincelles.
Cardinal de Richelieu

Fêtez même les plus petits succès, victoires, plaisirs et autres évènements.

Le Vie en Rose

Fêtez même les plus petits succès, victoires, plaisirs et autres évènements.

Le Vie en Rose

Le Dauphin
Joie, Harmonie et Intelligence

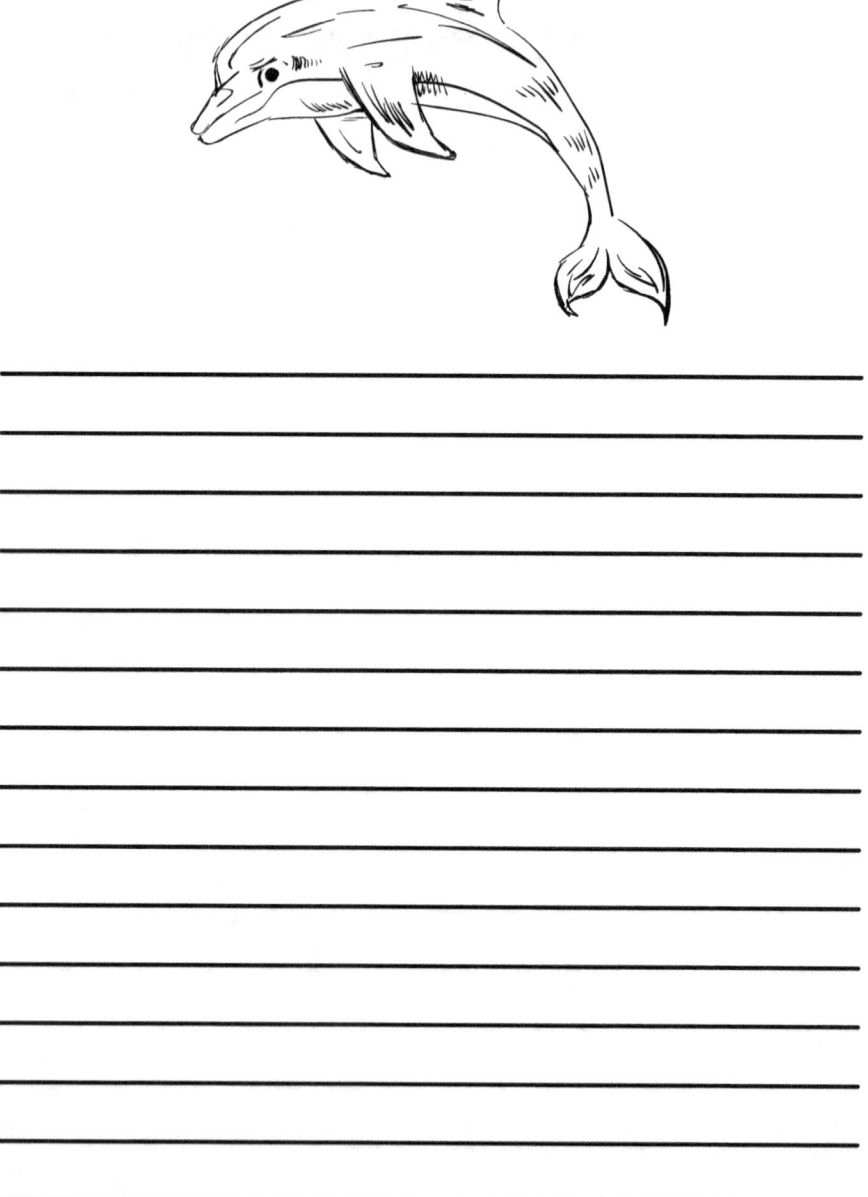

Le Dauphin
Joie, Harmonie et Intelligence

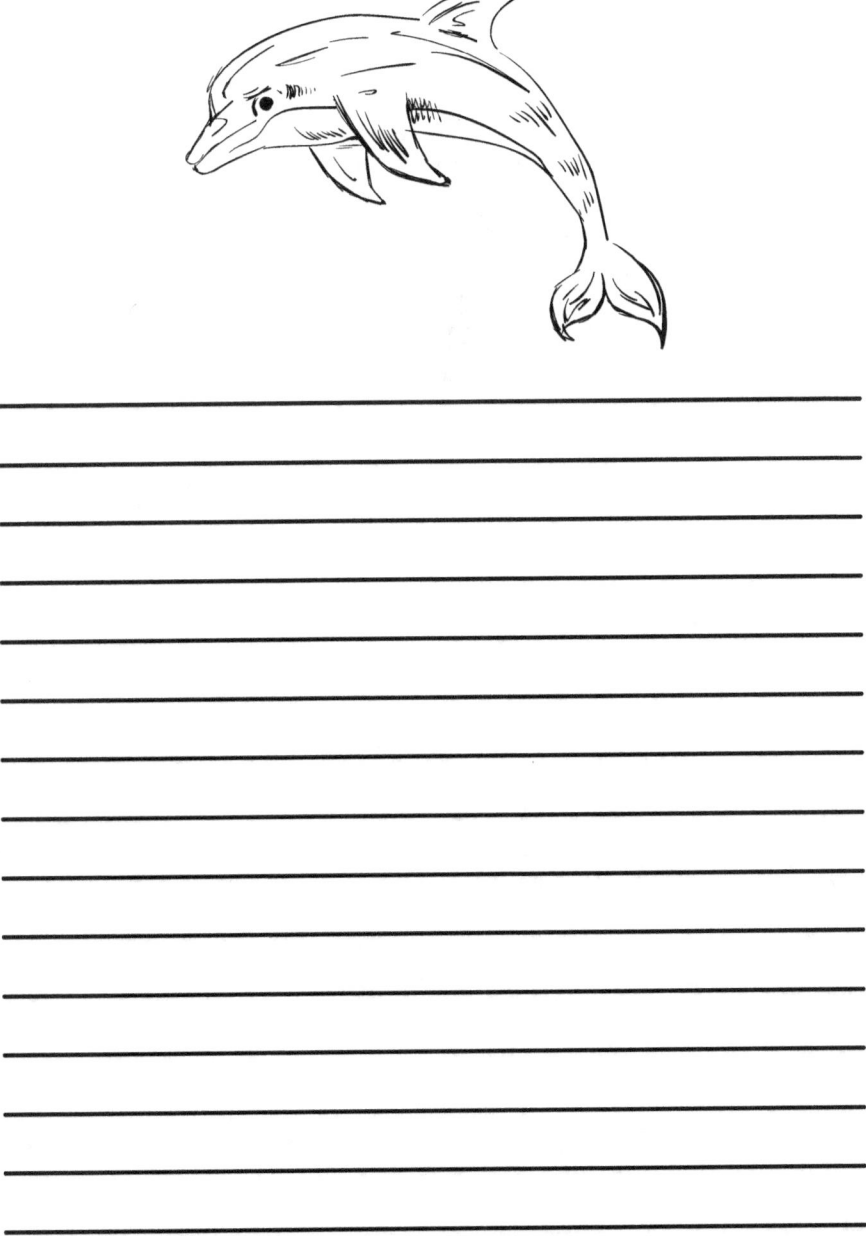

___

Education:
Ce qui manque à l'ignorant pour reconnaître qu'il ne sait rien.
Albert Brie

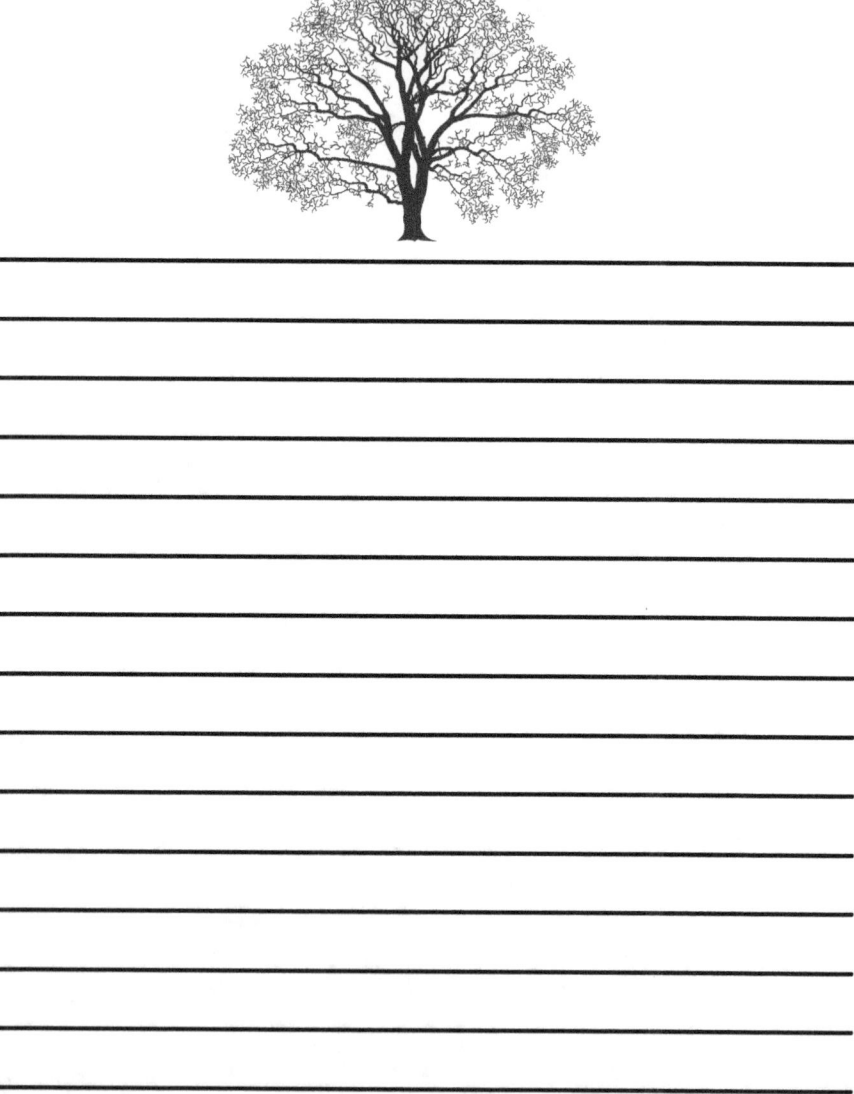

Education:
Ce qui manque à l'ignorant pour reconnaître qu'il ne sait rien.
Albert Brie

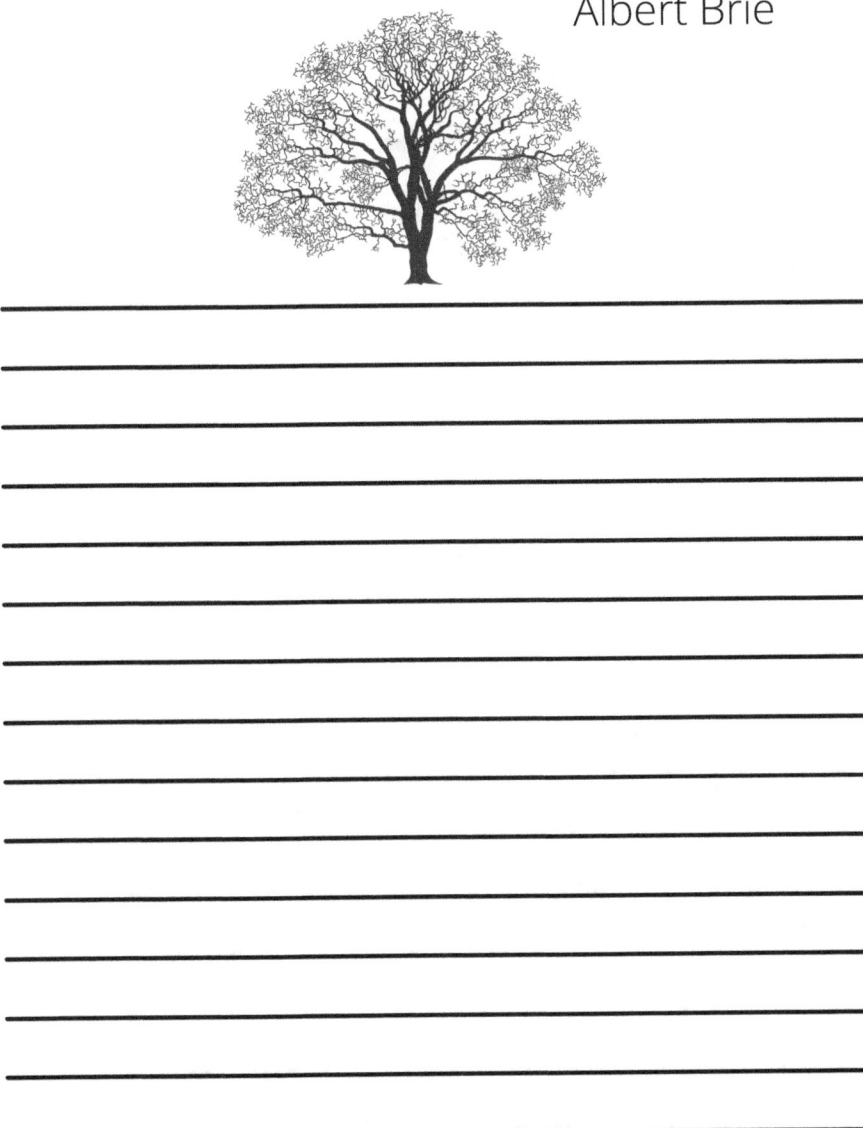

Le Bonheur n'est pas une destination mais une façon de voyager.

Margaret Lee Runbeck

Le Bonheur n'est pas une destination mais une façon de voyager.
Margaret Lee Runbeck

L'Ours: Force et Confiance

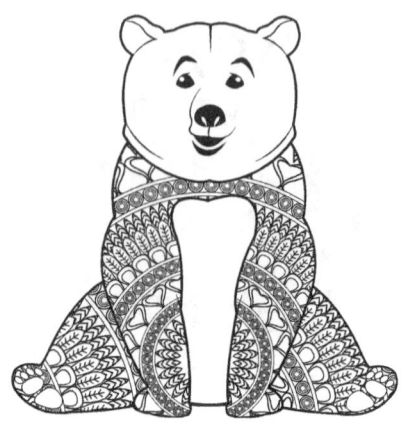

L'Ours: Force et Confiance

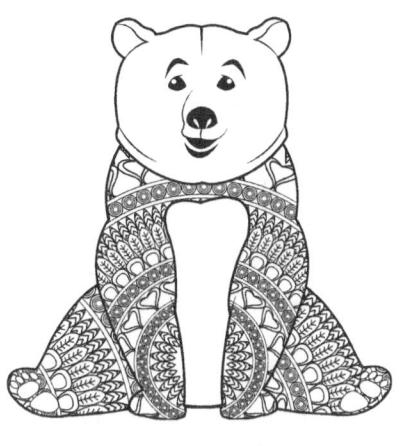

Je suis adroit de la main gauche et gauche de la main droite
Raymond Devos

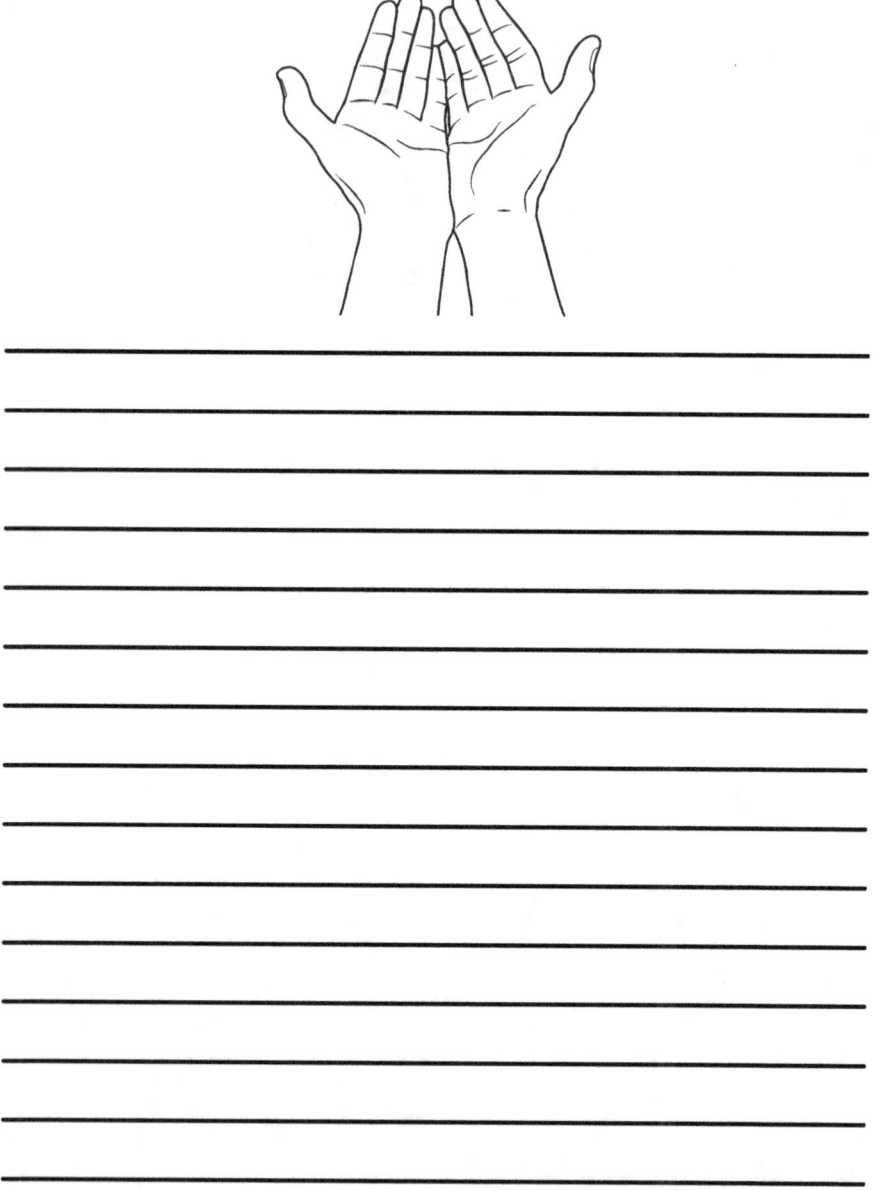

Je suis adroit de la main gauche et gauche de la main droite
Raymond Devos

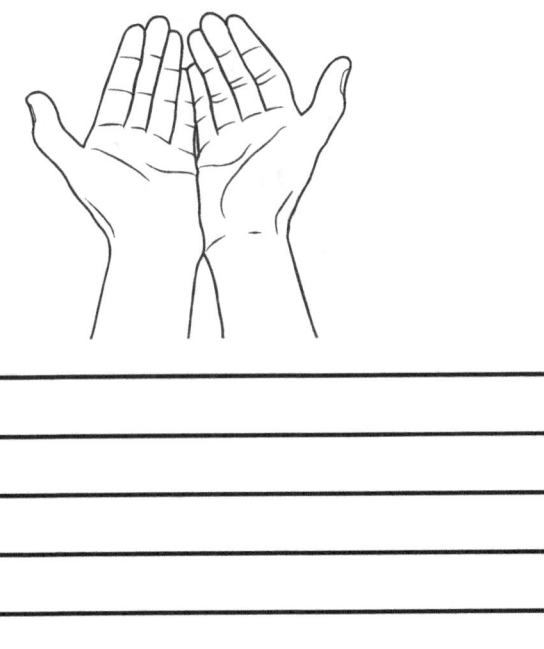

Porte Bonheur

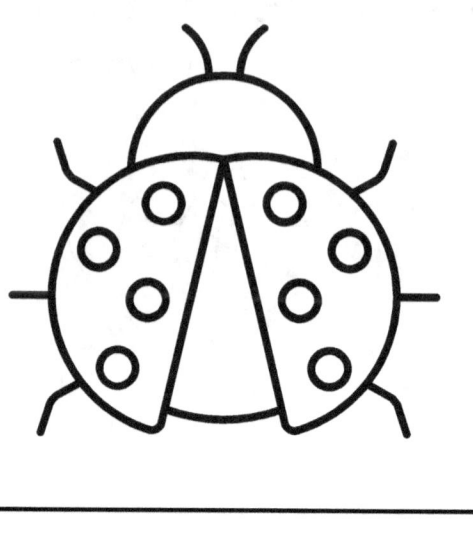

Porte Bonheur

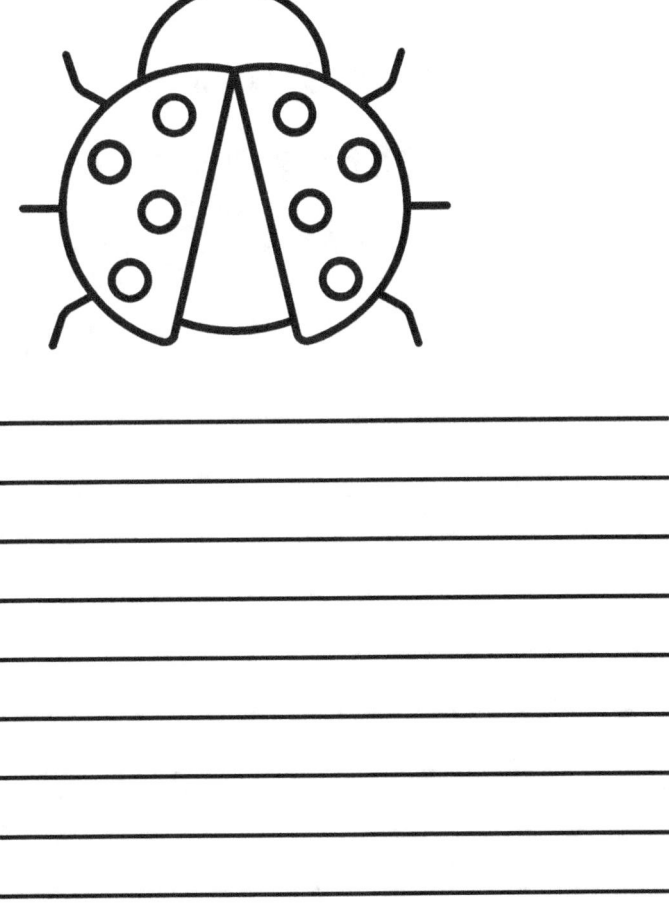

Colère et intolérance sont les ennemis d'une bonne compréhension

M.Gandhi

Colère et intolérance sont les ennemis d'une bonne compréhension

M.Gandhi

Là où la volonté est grande, les difficultés diminuent.

Nicolas Machiavel

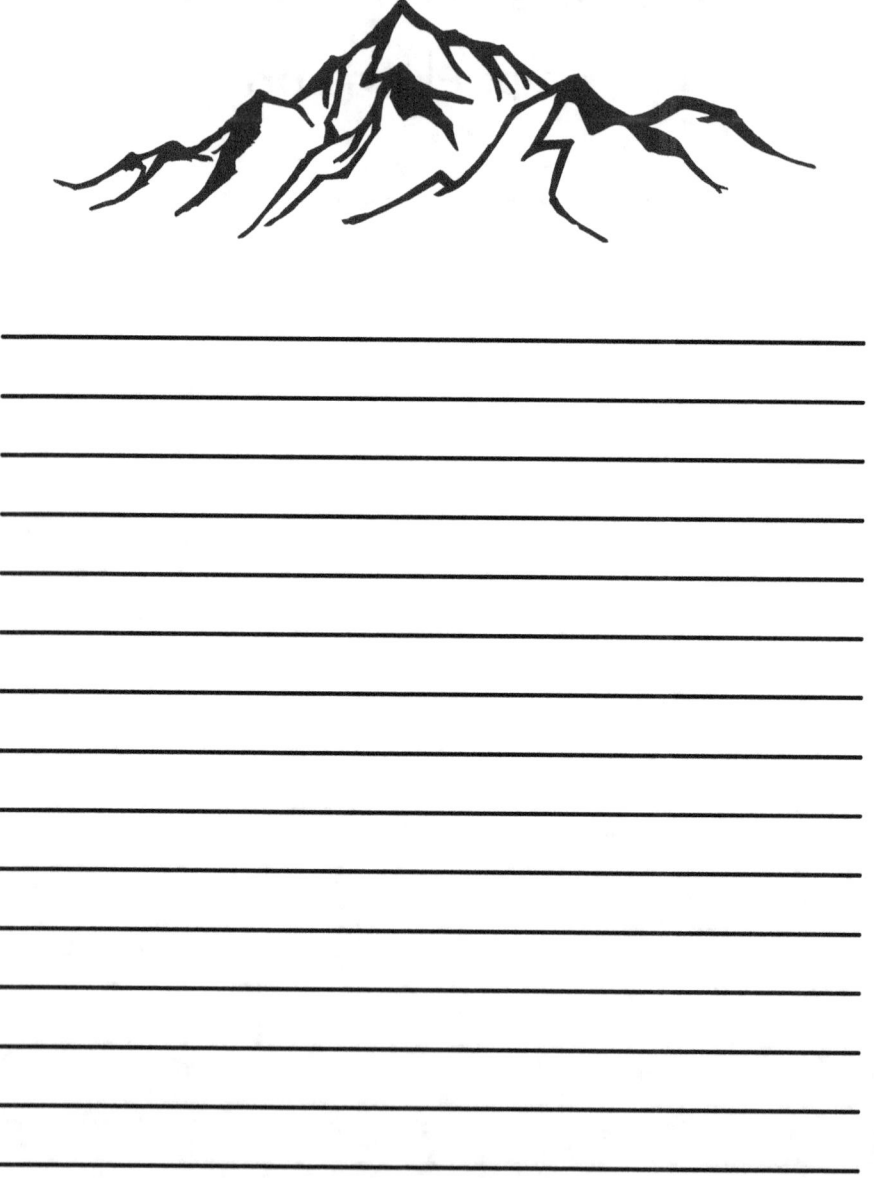

> Là où la volonté est grande,
> les difficultés diminuent.
>
> — Nicolas Machiavel

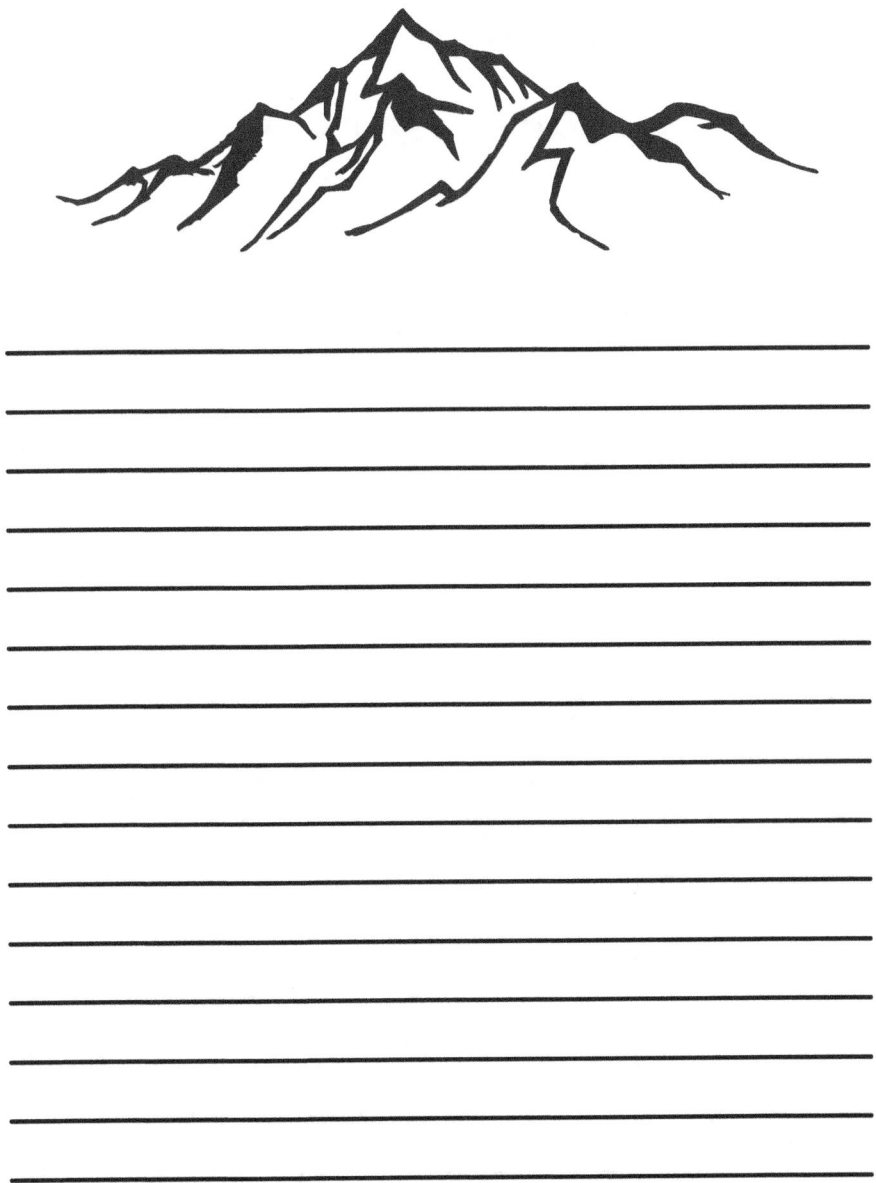

> Nous savons ce que nous sommes, mais nous ignorons ce que nous pourrions être.
>
> William Shakespeare

> Nous savons ce que nous sommes, mais nous ignorons ce que nous pourrions être.
>
> William Shakespeare

Tourne toi vers le soleil et l'ombre sera derrière toi.

Proverbe Maori

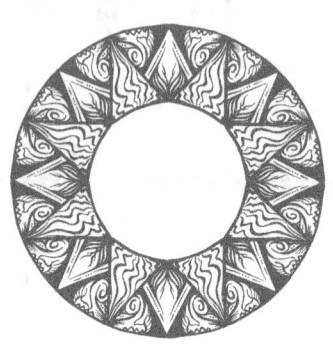

Tourne toi vers le soleil et l'ombre sera derrière toi.
Proverbe Maori

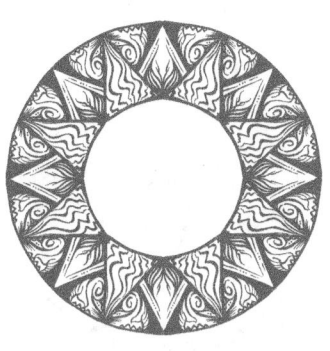

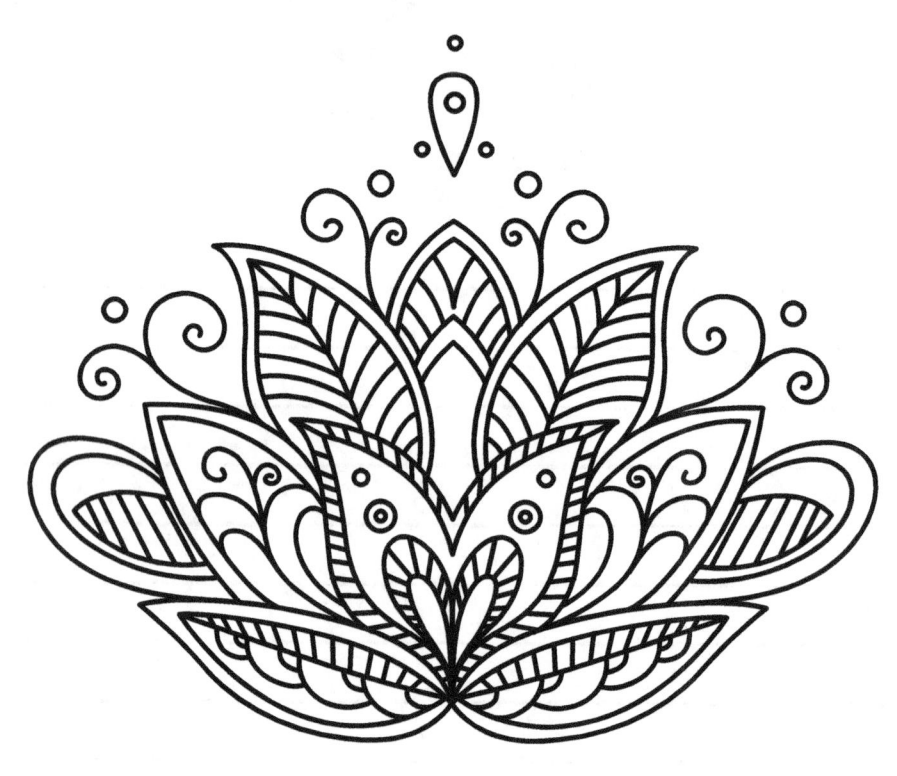

Cécile Sedeau

vous pouvez me suivre sur :

 @ on_my_way_tahiti

 @ onmywaytahiti

 Cécile Sedeau

www.ingramcontent.com/pod-product-compliance
Lightning Source LLC
Chambersburg PA
CBHW070808220526
45466CB00002B/593